I0076010

ÉTUDE

SUR LA

MÉDICATION THYROÏDIENNE

PAR

A. FLOURENS

Accompagnée de 12 figures en phototypie.

BORDEAUX

IMPRIMERIE G. GOUNOUILHOU

11, rue Guiraude, 11

1896

ÉTUDE

SUR LA

MÉDICATION THYROÏDIENNE

BIBLIOTHÈQUE NATIONALE IMPRIMÉS

PAR

A. FLOURENS

Accompagnée de 12 figures en phototypie.

BORDEAUX

IMPRIMERIE G. GOUNOUILHOU

11, rue Guiraude, 11

1896

INTRODUCTION

La médication thyroïdienne, aujourd'hui employée dans un certain nombre d'affections, telles que le *myxœdème,* soit idiopathique, soit post-opératoire, le *goitre* et *ses différentes variétés,* l'*obésité,* dans quelques maladies cutanées, a donné des résultats suffisamment concluants pour que son efficacité ne puisse être mise en doute. Les observations si nombreuses publiées à ce sujet lui établissent une base sérieuse et incontestable. Le but de ce travail est sans doute de présenter, groupés ensemble, les effets obtenus par le traitement thyroïdien ; mais notre principal dessein est de montrer, par le simple exposé des procédés employés dans son application, quel en est le meilleur et comment on doit le prescrire pour en retirer les résultats les plus complets.

Ce n'est qu'en 1884 que le traitement thyroïdien fait son apparition dans la littérature médicale avec les expériences de Schiff et Erselsberg. L'observation clinique, les recherches des physiologistes et des anatomo-pathologistes ayant démontré que les lésions du myxœdème étaient intimement liées à l'atrophie ou l'agénésie du corps thyroïde, ces auteurs eurent l'idée de remplacer artificiellement le corps thyroïde absent par une greffe de ce tissu. Ils expérimentèrent sur des chiens thyroïdectomisés, et virent que la greffe thyroïdienne pratiquée, soit dans la cavité abdominale, soit dans le tissu cellulaire, empêchait les phénomènes du myxœdème de se développer. Se basant sur ces expériences, Horsley conseille d'appliquer à l'homme ce même traitement. Pour ce faire toutefois, il recommande aux chirurgiens d'employer la glande thyroïde du mouton dont l'analogie avec celle de l'homme est parfaite. Birches, le premier, ose tenter une semblable intervention et transplante dans la cavité péritonéale d'une femme myxœdémateuse un fragment de tissu thyroïdien sain. Les résultats qu'il obtient sont excellents, mais ne persistent pas; car dès que la résorption de la greffe est complète, les phénomènes morbides reparaissent. A son exemple, les chirurgiens emploient ce procédé, et nous citerons alors les noms de Lannelongue (de Paris), Kocher (de Berne), Merklen, Thomas Harris, Bettemcourt, Serrano, Max Herson, Gibson.

En mars 1890, Pisenti, abandonnant le chemin déjà frayé, tente une nouvelle manière de procéder. Au lieu de faire de la greffe thyroïdienne, il extrait de la glande les sucs qu'elle renferme et en prépare un liquide qu'il injecte sous les tissus. Les premières injections chez l'homme furent faites en juin 1891 par Gley[1], mais la première observation avec guérison du malade est due à Murray[2] et date du 10 octobre 1891.

Le professeur Howitz (de Copenhague) publie en 1892 un travail dans lequel il constate que l'ingestion *per os* de glandes thyroïdes crues fournit des résultats tout aussi favorables que l'injection de suc thyroïdien. Mackenzie administre dans la même année des glandes cuites, et, peu après lui, Fox recommande le suc thyroïdien administré par la voie buccale.

Si donc nous résumons ce court historique, nous pou-

1. *Bulletin de la Société de Biologie*, 1891-1892.
2. *British med. Journ.*, 10 octobre 1891.

vons établir dans la médication thyroïdienne, avec M. le Dr Lowitz[1], trois périodes :

I. La connaissance de la pathogénie du myxœdème amène le clinicien à faire la greffe thyroïdienne, dont les résultats éphémères déterminent l'abandon.

II. On recourt alors à l'injection sous-cutanée de suc thyroïdien. Celle-ci donne également peu de résultats.

III. On essaie de faire ingérer soit des glandes thyroïdes crues, soit des glandes cuites, procédé alimentaire; soit du corps thyroïde sous forme de pastilles, procédé pharmaceutique.

Dans les observations que nous avons recueillies on verra que ces divers procédés ont été successivement employés et que, seul, le procédé pharmaceutique a donné de bons résultats. Nous n'insisterons pas plus longuement ici à ce sujet, nous réservant d'y revenir au chapitre des conclusions, où nous indiquerons en même temps pourquoi, d'après nous, il en est ainsi.

1. Thèse de Bordeaux, 1894.

ÉTUDE

SUR LA

MÉDICATION THYROÏDIENNE

CHAPITRE Ier

Traitement thyroïdien dans le myxœdème.

Le traitement thyroïdien ayant été institué en première date contre le myxœdème, nous commencerons notre étude par l'exposé rapide d'un certain nombre d'observations relatives à son emploi dans cette affection.

Observation I

Myxœdème traité par les injections de suc thyroïdien et par l'ingestion de pastilles de corps thyroïde. Amélioration[1].

Mlle D..., âgée de douze ans, est adressée à M. le professeur Arnozan par M. le professeur agrégé Moussous, afin de constater si vraiment le corps thyroïde fait défaut chez cette enfant et si aucun traitement ne peut améliorer son état. Après examen attentif, voici ce que M. le professeur Arnozan observait :

Février 1893. — Au point de vue héréditaire, santé excellente du père et de la mère. Cette dernière a cependant les yeux très brillants et un peu saillants. Un frère plus jeune que la petite malade, une sœur plus âgée, se sont toujours bien portés. Un autre frère est mort huit jours après sa naissance.

Peu de chose dans le passé pathologique de la fillette : une rougeole et une coqueluche très bénignes. Santé assez délicate sans maladie grave. Elle aurait marché assez tard. Mise en pension à l'âge de

1. M. le professeur Arnozan, Communication à la Société de Médecine et de Chirurgie de Bordeaux (*Journal de Médecine de Bordeaux*, 2 septembre 1894).

cinq ans, elle se montre intelligente et se fait classer parmi les bonnes élèves. C'est à l'âge de neuf ans, il y a trois ans, que l'on peut faire remonter le début de la maladie et, ainsi que la mère le déclare en y insistant, c'est par un changement de l'état moral et intellectuel de la fillette qu'elle s'est manifestée en premier lieu.

L'enfant devient d'abord inattentive, distraite et surtout indifférente. Sa mémoire faiblit et l'étude devient une fatigue pour elle. Elle tombe dans un état de torpeur qui lui fait délaisser la société de son frère et de sa sœur. Les mouvements sont lents et paresseux, paresse plus morale que physique, paresse de la volonté surtout, car si on parvient à l'obliger à se mouvoir, on peut lui faire exécuter des trajets assez longs, dix kilomètres environ, et cela sans trop de peine.

En même temps son caractère change, s'aigrit; tout l'ennuie. Elle reste volontiers au coin du feu, se brûlant même les jambes dans son désir de vaincre une sensation de froid que les vêtements les plus chauds ne peuvent dissiper.

Ces signes d'apathie intellectuelle s'accompagnent de symptômes physiques. La peau devient pâle; la figure, bouffie, perd sa forme ovalaire pour prendre l'aspect de pleine lune décrit si bien par Gull dans ses premières observations. La bouffissure envahit également les membres et le corps. Les parties tuméfiées sont dures ou tout au moins rénitentes et ne présentent pas sous la pression du doigt la cupule caractéristique de l'œdème. La peau a perdu sa souplesse et présente un état ichtyosique sur le tronc et les membres. Les cheveux restent longs et soyeux. Pas d'altérations des ongles. Mais arrêt de développement des dents, qui sont courtes et comme enfouies dans des gencives fongueuses dont leur extrémité seule réussit à émerger. Cet aspect est surtout remarquable à la mâchoire supérieure.

Le poids a été noté. Malheureusement on en a perdu le chiffre exact. Il est très élevé pour l'âge de l'enfant. Depuis deux ans, la croissance est complètement arrêtée : la hauteur est de 1^{m}27.

Les grandes fonctions semblent s'accomplir régulièrement. La digestion se fait bien, mais l'appétit est nul; les urines rares, mais sans albumine ni sucre. Enfin, l'exploration de la région du cou ne permet pas de constater la saillie normale du corps thyroïde. Il est difficile d'affirmer qu'il manque absolument, il est permis de croire qu'il est insuffisamment développé.

Des traitements toniques, des régimes substantiels, des médicaments variés avaient été prescrits sans résultat par divers médecins. Le massage seul avait produit un bien léger. C'est dans ces conditions, et après avoir lui-même épuisé toute la série des reconstituants, que notre ami A. Moussous nous adresse la fillette pour la soumettre au traitement thyroïdien.

Celui-ci a présenté deux phases bien distinctes : dans l'une, il a consisté en injections de suc thyroïdien; dans l'autre, on a fait usage de pastilles de glande thyroïde. Le suc employé venait soit d'une pharmacie de Lyon, soit du laboratoire de médecine expérimentale de la Faculté, où mon ami le professeur Ferré a bien voulu le préparer pour moi. Quant aux pastilles, elles ont été faites par un honorable pharmacien de notre ville, M. Flourens, qui les composa de sucre et de glandes thyroïdes de mouton hachées et séchées. Chaque pastille renferme 20 centigrammes de glande fraîche.

Les injections, faites de huit en huit jours, ou même à intervalles plus éloignés, ont toujours été d'un centimètre cube; elles ont été réessayées à plusieurs reprises, en février, en septembre 1893, puis en mars 1894. On ne peut pas dire que les résultats aient été nuls, mais ils sont réellement peu brillants. L'enfant a peut-être un peu grandi, mais son poids est le même; elle reste avec cette même teinte blafarde de la peau, l'épaississement et l'infiltration des téguments, son regard bizarre, sa figure de pleine lune. Elle se plaint de vives douleurs dans les membres.

Au mois de mars 1894 on commence l'usage des pastilles thyroïdiennes : trois par jour d'abord; puis, après un mois, deux seulement. Dès ce moment, les progrès s'accentuent, et la transformation est telle que l'état actuel est le suivant :

7 juin 1894. — La petite malade présente un état tout différent du tableau tracé plus haut.

Elle n'est plus apathique et indifférente. Elle s'intéresse à ce qui l'entoure et joue très volontiers. La marche ne lui fait pas peur, puisqu'au moment même où je l'interroge, elle me prie de me presser pour aller s'amuser aux boulevards. En un mot, elle est devenue vive comme par le passé. Les mouvements sont lestes et faciles, le caractère enjoué et gai.

L'aspect extérieur s'est modifié notablement : plus de bouffissure, et la fillette, tout en grandissant peu en somme, puisqu'elle ne s'est allongée que de quatre centimètres, est devenue beaucoup plus élancée. Elle pèse 27 kilogrammes.

Les cheveux sont longs et souples, un peu secs. Les dents s'allongent depuis quelque temps; elles sont encore mal implantées, courtes, irrégulières, de grandeurs différentes.

La peau a retrouvé sa souplesse, elle n'est plus sèche. A peine un léger état xérodermique à la région postéro-externe des bras et aux jambes. Plus de sensation de froid, et la fillette, quoique assez légèrement vêtue, ne se plaint nullement.

La sensibilité tactile, la sensibilité à la douleur, la sensibilité thermique sont parfaites. Pas d'engourdissements, pas de fourmillements. Rien du côté des sens spéciaux.

L'exploration méthodique des appareils ne nous montre rien à noter du côté de la circulation et de la respiration. Rien non plus du côté du tube digestif. L'appétit est devenu excellent, les digestions faciles ; pas le plus petit assoupissement après les repas ; ni constipation, ni diarrhée. Les urines n'ont pu être mesurées exactement ; elles ne contiennent ni sucre, ni albumine, et sont beaucoup plus abondantes qu'autrefois.

L'observation publiée à ce moment par M. le professeur Arnozan a été continuée depuis et a révélé les particularités suivantes. De plus, deux photographies de l'enfant, faites l'une avant tout traitement, l'autre au mois de mai 1894, montrent les résultats obtenus jusqu'à cette époque. (Voir *pl. I, fig. 1 et 2.)*

12 octobre 1894. — Le traitement est continué et l'amélioration s'est maintenue. L'œdème a complètement disparu, les dents ont repoussé et les fongosités des gencives de la mâchoire supérieure n'existent plus. La paresse intellectuelle s'est dissipée et la fillette est plus gaie ; elle répond d'une façon intelligente aux questions qu'on lui pose ; elle n'éprouve plus la sensation si pénible de froid. Elle a considérablement grandi ; sa taille est actuellement de 1 m 35. En somme, tout fait présager la guérison la plus complète.

27 octobre 1895. — A cette date, l'enfant est dans un état très satisfaisant, a beaucoup grandi. L'augmentation de sa taille a été de quinze centimètres du mois de février 1893 au 26 octobre 1895. De plus, les règles ont apparu pour la première fois au mois de juin 1895, pour continuer régulièrement jusqu'au mois de septembre. L'état général est excellent. La mémoire est entièrement revenue.

Observation II

Myxœdème amélioré par le traitement avec les pastilles de thyroïdine [1].

Jeune fille ayant une vingtaine d'années, présentant, avec tous les signes physiques du myxœdème : face bouffie, seins volumineux et flasques, ventre bombé, fesses de Hottentote, taille exiguë, etc., une intelligence rudimentaire, certainement inférieure à celle d'une enfant de cinq ans. La mère, qui avait entendu parler du traitement par le suc de corps thyroïde, venait pour prendre un conseil sur l'opportunité de ce traitement. Bien que la malade fût un peu âgée, M. Arnozan conseilla d'y avoir recours, sans dissimuler les appréhensions qu'il avait sur ses effets. Le traitement fut d'abord administré très irrégu-

1. Arnozan, Société de Médecine et de Chirurgie de Bordeaux, 21 février 1895 *(Journal de Médecine de Bordeaux).*

lièrement, la mère, désespérée, n'ayant en cette nouvelle médication qu'une confiance modérée; mais une domestique de la jeune malade, ayant cru remarquer une certaine amélioration, prit en main le traitement et le fit suivre d'une façon continue. M. Arnozan, qui avait perdu de vue la malade depuis trois mois, l'a revue ces jours derniers et a constaté que son état s'est très sensiblement amélioré: le poids est tombé de quatre-vingt-quinze à quatre-vingt-huit kilog; la taille ne s'est pas accrue, mais les seins et les fesses ont diminué de volume, et l'ensemble physique s'est heureusement modifié. La fonction menstruelle, qui faisait totalement défaut, s'est établie, et l'intelligence s'est un peu développée; c'est ainsi que la malade peut apprendre de courtes fables et les réciter sans trop d'hésitation. Le traitement a consisté à faire prendre trois pastilles de thyroïdine Flourens par jour.

A la même époque, M. le Dr E. Régis, chargé de cours à la Faculté, a publié les observations suivantes :

Observation III

Myxœdème traité par les pastilles de thyroïdine. Amélioration [1].

Jeune fille des environs de Langon, âgée actuellement de treize ans et quatre mois. Père buveur, mort à quarante-quatre ans, probablement de tuberculose pulmonaire. Mère nerveuse, sans attaques. Pas d'autre particularité dans l'ascendance. Elle est la quatrième de cinq enfants vivants et assez bien portants.

Venue après une grossesse normale, on a remarqué que déjà à la naissance elle était enflée, bouffie. Elle a commencé à marcher et à parler à neuf mois; mais ses progrès en toute chose ont été lents et incomplets et, bien qu'elle n'ait jamais eu de maladie grave, son développement physique et mental s'est trouvé enrayé au point qu'aujourd'hui, à treize ans passés, elle est à ce double point de vue comme une enfant de cinq à six ans.

Taille, quatre-vingt-douze centimètres et demi; poids, $19^{k}700$. La malade est trapue, ramassée. La tête est assez volumineuse, à écaille occipitale saillante, à front bas et étroit. Ses cheveux sont drus, rudes, à reflets roux.

La face, bouffie *(pl. II, fig. 3)*, élargie, affecte bien le type en pleine lune (Gull). Les yeux, enfoncés, atteints d'un léger strabisme, sont à demi recouverts et comme bridés par des paupières pâles et plissées. Le nez est épaté, écrasé, comme effondré à sa racine, avec des narines

1. Régis, Société de Médecine et de Chirurgie de Bordeaux, 14 décembre 1894 et 21 février 1895 *(Journal de Médecine de Bordeaux)*.

relevées et béantes. Les lèvres sont par exception minces et rapprochées, empêchant ainsi le prolapsus de la langue et l'écoulement de la salive. La voûte palatine est large et plate. Il existe vingt dents à demi gâtées, dont dix-huit dents de lait; les deux incisives d'en bas appartiennent seules à la seconde dentition.

La malade a manifestement un corps d'enfant dodu *(pl. III, IV, V, fig. 5, 7, 9)*. A demi fléchie sur ses reins et sur ses jambes dans la station debout, elle présente une assez forte ensellure. Les jambes sont rachitiques, incurvées, principalement à gauche, où la malléole interne touche presque le sol pendant la marche. Les pieds, empâtés, surtout au niveau de la cheville, affectent la forme dite de bêche. Les mains sont des mains d'enfant. Il n'y a aucune trace de puberté, pas de poils. La peau est sèche, rugueuse, écailleuse, presque froide aux extrémités qui sont à demi cyanosées; elle présente un faux œdème caractéristique. Le cou n'offre pas trace de glande thyroïde; on y trouve des deux côtés un gonflement de la peau sous forme de bourrelets, mais sans pseudo-lipomes vrais. La voix est gutturale, la parole lente et rauque; la marche est pesante, balancée (marche de canard); constipation opiniâtre. Les selles, qui n'ont lieu qu'une ou deux fois par semaine, sont formées de matières dures et desséchées. Température actuelle moyenne, 36°2. Urine, 440 grammes par jour. Cette urine, dont l'analyse a été faite par M. Flourens, est acide et se conserve longtemps sans se putréfier. Elle ne contient ni sucre ni albumine. Au microscope, dans le dépôt assez abondant, on trouve des cristaux d'acide urique, d'urate de soude, des leucocytes, un long filament contourné et un élément d'une dimension de 500 D. ayant la forme d'un bâtonnet.

La malade n'est pas idiote. Elle connaît son nom, son adresse, sait un peu compter sur ses doigts et comprend certaines choses. Il semble que son intelligence soit plutôt obnubilée, comprimée qu'absente, et on a la sensation que derrière ce masque, d'apparence stupide, il y a des facultés qui sommeillent et ne demanderaient qu'à s'éveiller. Du côté affectif il existe aussi quelques sentiments. La petite connaît ses frères et sœurs et se complaît avec eux. Elle est surtout très attachée à sa mère qu'elle ne quitte pas. Son caractère est doux et tranquille, sans la moindre trace d'irritabilité. Elle a des goûts d'enfant, aime beaucoup les jouets, de préférence la poupée. Elle passe ses journées dans une inertie et une passivité à peu près complètes. Elle n'a aucun désir ni aucun besoin de mouvement et son activité, tant physique que mentale, est nulle.

22 novembre 1894. — La malade est soumise au traitement spécifique à l'aide de pastilles de thyroidïne de M. Flourens, honorable pharmacien de notre ville, qui avait bien voulu soumettre la jeune fille à mon examen avant de rien faire. La malade prit tout d'abord une de ces pastilles, exactement dosées à 20 centigrammes de corps thyroïde frais, par 24 heures; mais elle eut immédiatement de la fièvre, et on fut obligé de suspendre au bout de deux jours. Le traitement a été repris le 29 novembre, à la dose d'une demi-pastille par jour et, depuis, il a été suivi sans interruption. La reprise de la médication a déterminé la réapparition de certains accidents qui durent encore : il y a de la fièvre tous les soirs, vers sept ou huit heures, avec exaspération vers onze heures. « La petite, dit sa mère, brûle, s'étire, se jette partout, accuse elle-même des tournoiements de tête; elle a le cœur agité (tachycardie), le sommeil agité et inquiet. »

Dès le début du traitement, il est possible de constater des modifications importantes dans l'état de la fillette. Son aspect est moins bouffi, moins stupide; les yeux sont moins bridés, paraissent plus vifs, plus intelligents. La peau est moins empâtée, moins mate; la température s'est relevée. Le pouls, plus fort et plus rapide, se maintient à 100 pulsations et au-dessus. L'urine, de 440 grammes, est passée à une moyenne de 500 à 600 grammes et a atteint jusqu'à 635 grammes. L'inertie est moins grande; la fillette parle davantage. Sa voix est devenue plus claire et plus nette; seule, la constipation est restée la même.

21 février 1895, soit après trois mois d'un traitement thyroïdien régulièrement suivi, sauf pendant une période de quinze jours durant laquelle l'enfant a été atteinte d'influenza. — Les changements survenus sont remarquables. La dose quotidienne a été d'une demi-pastille Flourens, soit 10 centigrammes de glande. A deux reprises, on a essayé de donner à l'enfant trois quarts de pastille, mais elle a été prise chaque fois de réaction fébrile et de tachycardie qui ont obligé de revenir à la dose du début.

La taille s'est élevée de quatre-vingt-douze centimètres et demi à quatre-vingt-dix-huit centimètres. Le poids du corps a diminué de 1^{k}650 par fonte du tissu cellulaire sous-cutané. Les cheveux sont plus souples, la face moins bouffie, les yeux plus vivants, plus expressifs. Les dents, au lieu de vingt, sont maintenant au nombre de vingt-quatre par suite de la pousse de quatre nouvelles molaires en pleine voie d'évolution normale.

Le corps commence à tendre vers la forme et la sveltesse normales, en même temps qu'il se redresse, de façon à diminuer le fléchissement et l'ensellure primitifs. Le ventre est moins saillant *(pl. V, fig. 10)*, moins ballonné; les membres, et surtout les jambes, moins empâtés, plus graciles; le pied a perdu sa forme de bêche et la main est devenue normale; le cou, auparavant informe, accuse nettement déjà les saillies et les méplats musculaires, et le larynx et la trachée y sont devenus appréciables à la vue et accessibles au toucher. Par le palper on perçoit profondément et symétriquement situés de chaque côté, deux points allongés, de consistance dure, comme seraient deux rudiments de côtes cervicales partant des vertèbres; mais la nature ne pourra en être fixée qu'ultérieurement, par une exploration plus facile et plus complète. Améliorations du côté de la voix qui est moins gutturale; de la marche, plus légère. La constipation, qui avait diminué, a reparu depuis la crise d'influenza. L'urine atteint par jour une moyenne de 700 grammes; la transpiration a apparu. La température s'est élevée d'un degré et a atteint le chiffre normal de 37°2. Au point de vue mental, les modifications ne sont pas moins grandes. Les facultés psychiques s'éveillent, et le changement est si apparent à ce point de vue que tout le monde en est frappé dans le pays et s'intéresse à ses progrès.

Juillet 1895. — La malade continue de s'améliorer physiquement et mentalement. Elle paraît supporter un peu mieux le traitement thyroïdien, et sa constipation, très rebelle et accompagnée de violentes coliques, a maintenant disparu.

6 novembre 1895. — Depuis le mois de juillet, la malade a continué de suivre le traitement, à la dose moyenne d'une demi à trois quarts de pastille, avec des temps de repos de quinze jours. Elle a eu encore, par intervalles, des coliques assez violentes, mais sa constipation n'existe plus. Elle va maintenant à la garde-robe tous les jours et facilement, tandis qu'autrefois ses selles, qui n'avaient lieu qu'une ou deux fois par semaine, étaient très pénibles et même accompagnées d'un peu de sang.

Les dents sont aujourd'hui au nombre de vingt-quatre, dont trois appartiennent à la seconde dentition. En outre, la première grosse molaire supérieure du côté droit commence à pointer et ne tardera sans doute pas à apparaître.

La voix, autrefois gutturale et incompréhensible, est aujourd'hui facilement saisissable et d'un timbre doux. Elle reste seulement un peu nasonnée.

Les jambes, si arquées au début, sont maintenant à peu près entièrement droites (*pl. VI, fig. 7* et *8*). La différence est surtout sensible pour celle du côté droit dont la malléole interne touchait presque le sol.

La marche est aisée et dégagée. La malade peut faire jusqu'à cinq et six kilomètres sans fatigue.

La peau a un aspect quasi normal.

Nombreux ganglions en avant et sur les côtés du cou.

Les deux saillies cervicales signalées précédemment existent toujours, quoique moins dures, et sont d'une exploration plus facile. Par une palpation minutieuse, on sent comme si de l'extrémité sternale de la clavicule partait de chaque côté une sorte de prolongement de consistance osseuse, qui, comme interrompu ou moins dur en son milieu, aboutirait en arrière à la colonne cervicale. De plus, au-dessous de la deuxième vertèbre cervicale, très en saillie, existe une dépression notable.

Pas de trace de corps thyroïde. Le pouls marque 108 pulsations.

Les progrès de l'intelligence sont les plus remarquables et se traduisent sur la physionomie, qui s'est pour ainsi dire transformée, comme on peut en juger par les photographies des *planches III et IV*. La fillette est éveillée, souvent souriante; elle comprend tout. Elle a appris et récite des fables; elle distingue très bien les pièces de monnaie.

On remarque chez elle un commencement de coquetterie et même de pudeur. Elle a paru gênée et a pleuré quand on l'a photographiée nue pour la dernière fois, tandis qu'au début elle n'y prêtait aucune attention.

Observation IV

Myxœdème. Traitement par les pastilles de thyroïdine. Amélioration [1].

Fillette de trois ans, sans tare héréditaire. Jusqu'à l'âge de vingt mois elle s'est développée normalement, se montrant vive, alerte, intelligente. A dater de ce jour, sans qu'il soit survenu d'incidents notables, sans qu'on puisse signaler autre chose que la coïncidence plus ou moins fortuite de l'évolution dentaire, elle s'arrêta dans son développement et commença de dépérir à ce point, qu'un an après elle ne pesait plus que 6 kilog. au lieu de 8^k500. Quand elle fut amenée à la consultation des maladies mentales de la Faculté, son poids atteignait 8 kilog. Sa taille était de soixante-sept centimètres, et ses dents au nombre de sept. Elle était menue, chétive, et présentait à la fois les signes caractéristiques du myxœdème et du rachitisme *(pl. VI, fig. 11)*. La peau était plissée, ridée, comme œdématiée, absolument sèche et pelliculeuse; le ventre gros, proéminent; les reins ensellés, les jambes arquées, les extrémités bouffies et glacées, la sensation de froid extrême, la constipation opiniâtre, la station debout et la marche impossibles; pas de traces de corps thyroïde. L'intelligence n'était pas nulle et l'enfant paraissait apte à saisir et à comprendre. Il était d'ailleurs impossible de fixer son attention et, en insistant, on ne faisait que provoquer chez elle de l'impatience et de l'irritation. Dès le lendemain, la malade fut soumise au traitement thyroïdien, à la dose

1. Régis, Travail communiqué à la Société de Médecine et de Chirurgie de Bordeaux, séance du 17 mai 1895 *(Journal de Médecine de Bordeaux)*.

minime d'une demi-pastille de thyroïdine Flourens, 10 centigrammes par jour. Au bout de trois semaines, son état s'était déjà un peu amélioré; elle était plus vive, plus éveillée, la figure moins pâle, les paupières moins plissées, les extrémités moins engorgées. Elle allait régulièrement à la garde-robe et avait mis une nouvelle dent, la dernière incisive inférieure. Mais, chose remarquable, même à la dose de 10 centigrammes, le traitement l'éprouvait et lui donnait de l'agitation, de la tachycardie et de la fièvre, si bien que j'ai dû l'abaisser à 5 centigrammes par jour et même à certains moments, en raison de l'agitation certainement médicamenteuse, à 2 centigrammes et demi. Malgré cela, les progrès réalisés ont été des plus sensibles. La malade mesure aujourd'hui soixante-quatorze centimètres au lieu de soixante-sept. Son poids est de 9 kilog. au lieu de huit; son aspect, complètement changé; sa peau est lisse, souple, lubrifiée, ses joues rosées, ses paupières sans plis, ses yeux vifs et brillants, son ventre moins ballonné, ses reins moins ensellés, ses jambes plus droites, son corps plus élancé. La constipation a totalement disparu et a même fait place à de la diarrhée. La station debout est possible et la marche commence à s'effectuer avec très peu d'aide. Les chairs manquent encore de fermeté. L'intelligence, de son côté, a fait des progrès sensibles. La fillette connaît, comprend, sourit et est de meilleure humeur. Toutefois elle ne parle pas encore, mais paraît prête à le faire.

Mais c'est du côté des dents que les résultats de la médication sont les plus manifestes, en tout cas les plus apparents. Il y a quatre mois la malade n'avait encore que *sept* dents, et depuis un an aucun mouvement sensible ne s'était produit de ce côté. Aujourd'hui elle a *seize* dents, soit *neuf* dents de plus, toutes en très bon état et sans stigmates.

Janvier 1896. — L'amélioration, après onze mois de traitement sans interruption et à la dose moyenne d'un quart à une demi-pastille Flourens par jour, est très notable à tous les points de vue.

Le poids de la malade est aujourd'hui de 12 kilog. (augmentation, 4 kilog.). La taille est de quatre-vingt-deux centimètres et demi (augmentation, quinze centimètres et demi). Les dents sont au nombre de dix-huit (augmentation, onze dents).

Elle marche toute seule, sans aide aucune, et se tient debout toute la journée.

La constipation a complètement disparu. Elle va à la garde-robe une ou deux fois par jour. La sensibilité au froid n'est plus excessive. La peau est devenue normale. Il n'existe plus aucun signe extérieur de myxœdème.

Quant à l'intelligence, elle s'est améliorée de la même façon, et aujourd'hui la petite malade a une physionomie vive *(pl. VI, fig. 12)*, expressive; elle connaît les personnes et les choses et commence à parler très distinctement.

OBSERVATION V

Myxœdème. Traitement par les pastilles de thyroïdine. Amélioration.

Due à M. le Dr CORIVEAUD (de Blaye).

Octobre 1895. — Fillette de vingt mois, myxœdémateuse et en état d'idiotisme presque complet. Cette enfant ne parle ni ne marche. La mâchoire ne présente aucune dent. Les yeux sont hagards, la langue pendante, la bouche constamment ouverte et laissant écouler la salive. La petite malade présente un ventre proéminent et une très forte ensellure lombaire. La station debout est impossible. Au point de vue intellectuel, le retard est aussi manifeste. La fillette ne connaît personne et ne s'intéresse à rien.

Au bout d'un mois de médication thyroïdienne (la dose administrée a été d'un quart de pastille de thyroïdine Flourens, soit cinq centigrammes de corps thyroïde par jour), un changement notable a commencé à s'opérer. La bouffissure du visage et du corps a diminué. L'aspect général et les traits sont devenus ceux d'une enfant de quatorze à quinze mois. Le regard a acquis de la vivacité. L'apathie a disparu. Enfin deux dents ont poussé. Du côté de l'intelligence, il y a eu aussi une transformation. L'enfant commence à prononcer les mots de « papa » et de « maman ».

Février 1896. — La petite fille a quatre nouvelles dents; elle a maintenant l'aspect d'une fillette de son âge, son état est excellent, elle prend toujours un quart de pastille Flourens.

A la suite de ces cinq observations de myxœdème sinon guéri, du moins amélioré de telle manière que l'amélioration équivaut à une guérison, nous allons signaler rapidement un certain nombre d'observations dans lesquelles les résultats obtenus ont été tout aussi satisfaisants.

P. Marie. Observation empruntée à Canter (de Liège). — Jeune femme de quarante-deux ans, myxœdémateuse. Les injections de suc thyroïdien restent sans résultat, alors que l'ingestion de lobes de glande thyroïde amènent une amélioration considérable des phénomènes physiques et psychiques. La menstruation, qui avait cessé, reparaît et se continue régulièrement à la suite du traitement.

BIBLIOTHÈQUE NATIONALE IMPRIMÉS

P. Marie et L. Guerlain. — Femme myxœdémateuse depuis huit ans et à un degré bien prononcé. A partir du 19 novembre 1894, ingère deux glandes par jour, soit quatre lobes. Dès le lendemain, phénomènes de thyroïdisme très marqués, élévation de la température, agitation, tachycardie, céphalalgie. On diminue la dose, qui est portée à un gramme par jour. Les phénomènes d'intoxication persistant, le traitement est suspendu, puis repris le 21 décembre à la dose de un lobe tous les deux jours. Les phénomènes de thyroïdisme reparaissent. Nouvelle suspension du traitement, qui est repris le 11 janvier et consiste depuis lors dans l'ingestion de deux tiers de lobe tous les cinq jours.

Au 24 janvier, après deux mois de traitement, on constate une diminution du poids qui, de 102 kilog., est tombé à 85. L'amaigrissement a donc été de 17 kilog. Le myxœdème a complètement disparu. Retour à l'état normal antérieur.

Voisin. — Idiotie myxœdémateuse guérie par la greffe thyroïdienne et par l'alimentation thyroïdienne. — Fillette de neuf ans et demi; aspect caractéristique: squames sur les membres supérieurs et inférieurs. Cheveux durs et gros. En juillet 1893, on greffe sous le sein droit un lobe de glande thyroïde, qui est résorbé au bout de trois à six semaines après guérison de la plaie par première intention. Immédiatement, modification de la peau, qui devient moins épaisse et ne présente plus de squames. Vers le 12 février 1893, on fait ingérer à la fillette des morceaux de glande thyroïde à la dose de six à huit grammes par jour. Apparition de phénomènes fébriles. Continuation de l'amélioration physique et intellectuelle. Donc:

a) La greffe a produit des effets sur la peau.

b) L'ingestion a donné des résultats du côté du cerveau et de l'organisme en général.

Souques et Brissaud. — Femme de trente-sept ans, atteinte de myxœdème dès ses pr emières années. Soumise au traitement thyroïdien le 19 février 1894. La malade ingère par jour un lobe frais et cru de thyroïde de mouton dans du pain azyme. Au bout de six semaines, guérison pouvant être considérée comme complète. Diminution de poids, du 19 février au 11 avril, date de la cessation du traitement, 3k500. Les modifications ont porté du côté somatique; rien n'a été changé au point de vue intellectuel.

Imerwal. — Myxœdème infantile avec lipomatose de la peau. Fillette de quatre ans, myxœdémateuse et idiote. Injections de suc thyroïdien pendantvingt jours. Améliorations notables au point de vue somatique et psychique. Érysipèle intercurrent. Mort de l'enfant.

Sonnenburg. — Femme de trente ans, ayant subi l'extirpation incomplète du corps thyroïde pour goitre suffocant. Malgré cela, développement de myxœdème post-opératoire à marche aiguë. Traitement par ingestion de glandes thyroïdes d'animaux. Amélioration. La malade cesse le traitement. Réapparition des phénomènes myxœdémateux.

Eillmawns. — Garçon de trois ans, dépourvu de glande thyroïde. Amélioration rapide du myxœdème par ingestion de glandes thyroïdes de mouton.

Von Eiselsberg. — Jeune fille myxœdémateuse. Même traitement que dans le cas précédent, amélioration rapide.

Mendel. — Femme myxœdémateuse, démente, traitée par injections de suc thyroïdien sans résultat. On fait alors ingérer à la malade trois tablettes par jour, renfermant chacune 30 centigrammes d'extrait de glande thyroïde de mouton. Après trois semaines de traitement, amaigrissement de 7k500. Disparition des troubles psychiques.

Femme de quarante-six ans, myxœdémateuse, traitée d'abord par injections de suc thyroïdien, mais sans succès ; puis par suc thyroïdien en tablettes à l'intérieur. Amélioration rapide.

Femme guérie du myxœdème par ingestion d'abord de glande thyroïde, puis de tablettes à l'extrait thyroïdien.

Signalons enfin, pour terminer, les observations de Gottstein, d'Ewald, de Lebreton, de Rie, d'Hock, dans lesquelles on constate l'amélioration très appréciable des malades soumis au traitement thyroïdien. Dans les deux cas rapportés par Ewald, le traitement détermina un certain degré de glycosurie.

CHAPITRE II

Traitement thyroïdien dans le goitre et la maladie de Basedow.

Ce n'est pas seulement dans le myxœdème que l'on a eu recours à la médication thyroïdienne. On l'a aussi employée dans le goitre et dans la maladie de Basedow qui, on le sait, présente, entre autres symptômes, une hypertrophie du corps thyroïde.

Nous résumerons très rapidement plusieurs observations, car dans toutes celles qu'il nous a été donné de lire, nous n'avons jamais rien trouvé de bien saillant. Partout, en effet, l'affection avait résisté aux injections de suc thyroïdien et rétrocédé un peu sous l'influence d'ingestion de lobes de glandes thyroïdes.

Mais les améliorations réellement appréciables ont toujours suivi l'emploi de pastilles préparées avec le corps thyroïdien, et toutes les fois que ce mode de traitement a été employé, les phénomènes de thyroïdisme observés dans les autres procédés alimentaires ne se sont pas produits ou n'ont présenté qu'une intensité très faible.

Bruns. — 60 cas de goître simple. Après médication thyroïdienne, les résultats obtenus ont été les suivants :

14 guérisons, 20 améliorations équivalant à une guérison, 9 améliorations, enfin 17 cas où aucune modification ne s'est produite. Les sujets traités étaient d'un âge variant d'un an à soixante ans. Les résultats obtenus ont permis à Bruns de tirer les conclusions suivantes : à savoir, que le traitement est d'autant plus actif que le sujet est plus jeune et qu'il n'agit que sur les goitres purement hyperplasiques. Dès que le goitre a subi la dégénérescence kystique, fibreuse ou colloïde, la médication thyroïdienne devient impuissante. De plus, le traitement dans les cas observés a consisté dans l'ingestion de pulpe de corps thyroïde de mouton ou de veau, soit en cachets, soit en sandwiches, à doses de 5 à 10 grammes répétées à des intervalles variant de deux à huit jours. Le traitement fut toujours bien supporté,

sauf chez un homme de quarante ans qui présenta, après l'absorption de 46 grammes de corps thyroïde en quinze jours, des signes non douteux d'intoxication thyroïdienne.

Emminghans et Reinhold (de Fribourg). — 6 aliénés goitreux traités par ingestion de corps thyroïde cru, à la dose de 6 à 7^{gr}50 en sandwiches ou en saucisson. L'action sur l'état mental n'est pas assez nette pour permettre des conclusions, mais l'action de la thyroïdine sur le goitre s'est manifestée par une diminution du tour du cou allant de 1^{cm}25 à 4 centimètres, suivant les cas.

Infirmière goitreuse. Après absorption de six glandes thyroïdes pesant chacune 6^{gr}50, le tour du cou accuse une diminution de 2^{cm}5. Avant le traitement, ce tour de cou était de 38^{cm}5 ; après le traitement, il n'était plus que de 36 centimètres.

Aucun des malades observés par ces auteurs n'a présenté de phénomènes généraux,

Kocher a traité 12 goitreux par l'ingestion de substance thyroïdienne de mouton en sandwiches. Sur ces 12 malades :

a) 7 ont été traités à la Policlinique de Berne. Aucun d'eux n'avait dépassé l'âge de dix-huit ans. De ces 7 sujets, 2 ont été réfractaires, mais on doit faire remarquer qu'ils étaient porteurs, l'un d'un goitre kystique, l'autre d'un goitre colloïde. Les 5 autres ont été améliorés.

b) 5 ont été traités à la Clinique chirurgicale. Il y a eu 4 améliorations. Un seul cas est resté sans résultats.

Mossé. — Jeune fille goitreuse. Le goitre s'était développé au moment de la puberté. Sous l'influence de la médication thyroïdienne il se produisit une amélioration considérable.

P. Marie. — Jeune fille de dix-neuf ans, habitant la Creuse. Le goitre s'est développé progressivement chez elle à partir de l'âge de quatorze ans. Elle prend la thyroïdine sous forme de tablettes, deux par jour. Après onze jours de traitement, on constate une régression du goitre évaluée par les mensurations suivantes :

Au début, le diamètre transversal du goitre au niveau des clavicules est de 80 millimètres ; après le traitement, le diamètre transverse maximum tombe à 55 millimètres ; le diamètre vertical, qui primitivement était de 55 millimètres, tombe à 40 millimètres.

Gaide (Thèse de Bordeaux, 1895). — Laurence Gr..., âgée de seize ans, atteinte de crétinisme avec goitre, est soumise au traitement thyroïdien à partir du 15 août 1894. Son crétinisme s'améliore, mais la modification la plus apparente réside dans la modification du volume du cou. Quinze jours après le traitement, la mensuration donne 30 centimètres, au lieu de 32 comme avant l'institution de la médication. Cette diminution s'est accentuée pendant toute la durée du traitement, et les dernières mensurations accusent un amoindrissement de 4 centimètres. Cette malade a été traitée pendant un mois par les pastilles de M. Flourens, à la dose de trois pastilles par jour.

Pierre Gr..., frère de la précédente, atteint lui aussi de crétinisme avec goitre. Même traitement que chez sa sœur, amenant des modifications considérables au point de vue mental, et une diminution considérable du goitre, diminution qui s'est faite peu à peu pendant toute la durée du traitement. A la fin de celui-ci, le goitre avait presque entièrement disparu et la mensuration du cou donnait 40 centimètres au lieu de 45.

Nous terminerons ce chapitre par quelques observations relatives au traitement de la maladie de Basedow par la médication thyroïdienne.

Lowitz (Thèse de Bordeaux, 1894). — M. le Dr Arnozan, professeur à la Faculté de médecine de Bordeaux, a eu l'occasion de soumettre à cette médication deux malades atteints de goitre exophtalmique. Elle lui a donné des résultats fort encourageants. Voici, du reste, la note que notre maître éminent a bien voulu nous communiquer à ce sujet :

« Le premier malade est un homme d'une quarantaine d'années que je traite depuis plus de quatre ans. Le goitre est volumineux, l'exophtalmie modérée, les palpitations assez fortes. Il a peu de tremblement, les phénomènes nerveux consistant surtout chez lui en hypocondrie. La médication bromurée avait échoué chez ce malade; elle avait exagéré même la tendance à la tristesse et déterminé momentanément un affaissement intellectuel très prononcé. L'hydrothérapie et les toniques, au contraire, le soutenaient et avaient amené peu à peu une amélioration notable. L'ingestion de deux pastilles Flourens par jour pendant près de quatre mois, avec des interruptions, a donné des résultats excellents : les forces sont plus développées, le goitre a considérablement diminué, et le malade songe à reprendre les affaires depuis longtemps abandonnées.

» Le second est un jeune homme de vingt-huit à trente ans, nerveux, agité, qui présente une tachycardie excessive, du tremblement, un goitre très gros, une exophtalmie modérée. Les bromures et la digitale avaient chez lui un effet sédatif assez marqué, mais bien fugace. A trois reprises, il a pris pendant un mois, chaque jour, deux pastilles Flourens. Il m'a déclaré ne s'être jamais mieux trouvé depuis le début de sa maladie que pendant l'usage de ces pastilles. Ces vacances, il s'en est privé pendant deux mois, et malgré l'administration des douches il a présenté une recrudescence de son mal. Ajoutons que ces deux malades n'ont pas été suivis et observés avec tout le soin désirable. »

Bruns. — 4 cas de maladie de Basedow guéris par ingestion de pilules de thyroïdine.

Hock. — Enfant de huit ans atteint de goitre exophtalmique et amélioré par six semaines de médication thyroïdienne.

CHAPITRE III

Traitement thyroïdien dans les maladies de la peau.

Les modifications produites par le traitement thyroïdien sur la peau des myxœdémateux qui, de sèche et squameuse qu'elle était, redevient souple et lisse, devaient nécessairement amener les dermatologistes à employer la thyroïdine dans les affections cutanées. C'est à Byron Bramwell que revient l'honneur d'avoir ouvert ce nouvel horizon à la médication thyroïdienne. Mais si l'accord est parfait quand il s'agit de reconnaître ses merveilleux effets dans le goitre, dans le myxœdème, il n'en est malheureusement pas ainsi dans ses applications à la pathologie cutanée. Aussi se heurte-t-on aux opinions les plus contradictoires quand on essaie de rechercher jusqu'à quel point on peut avoir confiance en elle. D'après Phineas Abraham, on ne doit l'utiliser que dans les dermatoses ayant résisté aux traitements ordinaires. C'est une sorte de dernière consolation qu'on accorde au malheureux malade en quête d'un remède capable de le soulager, et encore n'aboutissant à des résultats satisfaisants que dans un nombre de cas extrêmement restreint et impossible à déterminer; heureux même si les lésions, loin d'être améliorées par la médication thyroïdienne, ne subissent au contraire de ce chef une poussée aiguë. Morgan Dokrell est moins sombre. Il a observé soixante cas, mais n'a jamais constaté d'aggravation des lésions cutanées. Il est vrai qu'il n'a jamais observé de guérison. Pour lui, la thyroïdine agirait dans un sens efficace, mais son action s'exercerait mieux sur un sujet jeune et débilité que sur un sujet âgé et robuste. Menzies a traité avec d'excellents résultats plusieurs cas d'ulcères serpigineux de plaies consécutives à l'ouverture de bubons suppurés, de chancres syphilitiques et de chancres mous, par des applications d'une pommade composée d'extrait thyroïde de mouton, de vaseline et de calomel. Le même auteur a traité aux Indes plusieurs cas de syphilis maligne précoce par des tablettes de thyroïdine à la dose de 25 à 30 centigrammes par jour, sans autre traitement spécifique, et a obtenu des améliorations plus ou moins considérables des lésions locales, cutanées, osseuses et générales. Avec Byron Bramwell, les bienfaits de la médication thyroïdienne dans les affections cutanées sont mis encore plus en lumière. Le clinicien anglais a observé 18 cas de psoriasis, 5 cas de lupus et un seul cas d'ichtyose soumis à cette médication. Sur les 18 cas de psoriasis, 13 ont guéri, 5 ont été réfractaires, mais ces derniers n'avaient pas subi un traitement assez énergique. Tous les lupus ont été améliorés; les placards ont diminué d'étendue, sont moins infiltrés, moins hyperémiés. Dans ces cas le traitement a été administré à petites doses, mais pendant longtemps. Dans le cas d'ichtyose, Byron Bramwell a observé une amélioration considérable, mais passagère. Enfin la thyroïdine lui avait aussi donné de bons résultats dans l'eczéma chronique. Ses effets seraient moins excellents dans l'eczéma aigu, où son action serait plutôt nuisible.

Wilson guérit en trois semaines un psoriasis étendu à toute la surface cutanée, y compris le cuir chevelu, et ayant amené l'alopécie. Le malade ingérait quotidiennement 1 gramme de thyroïdine en trois prises.

W. Scatchard guérit en un mois un cas de pityriasis rosé, rebelle à tout traitement, avec des tablettes renfermant chacune 30 centigrammes d'extrait de glande thyroïde. Le traitement s'est, dans ce cas, accompagné d'une action débilitante générale qui a cessé avec le traitement thyroïdien et l'administration de quelques toniques.

White améliore au bout de six semaines une cicatrice hypertrophique de la face. La dose de thyroïdine donnée quotidiennement a été de 60 à 120 centigrammes sous forme de pastilles renfermant chacune 30 centigrammes de suc.

Mossé a observé un psoriasis guéri par la médication thyroïdienne et un vitiligo traité sans effets bien appréciables.

Thibierge a vu la thyroïdine échouer dans 3 cas de psoriasis, mais produire des effets favorables dans 11 autres. Ces effets cependant se sont bornés à une amélioration plus ou moins marquée. De plus, la médication a été accompagnée de phénomènes de thyroïdisme.

Méneau. — Quatre cas de psoriasis généralisé, trois hommes de vingt-neuf à quarante-quatre ans, une femme de vingt-neuf ans. La thyroïdine a été administrée sous forme de pastilles Flourens à la dose de 1gr30 par jour, soit la valeur d'un lobe de thyroïde de mouton. La malade observée a pris des glandes thyroïdes en nature. Après une durée de traitement variant de quatre à six semaines, on n'a constaté aucune amélioration. Cependant la reprise des médications ordinaires dès la cessation de la médication thyroïdienne a été suivie de bons effets.

Quant à la malade, elle n'a pas voulu continuer le traitement, l'ingestion de la première glande thyroïde ayant déterminé des phénomènes d'intoxication disparaissant avec la cessation du traitement et reprenant avec lui.

Labonnotte. — Mai 1895. Femme âgée de vingt-quatre ans, atteinte de psoriasis aigu généralisé depuis quinze jours. Prend une pastille Flourens par jour. Guérison au bout de trois semaines. Traitement très bien supporté. Pas de rechutes.

Homme, marin, très robuste, quarante-huit ans. Psoriasis généralisé datant de cinq ans, rebelle à tous les médicaments. Prend quatre pastilles Flourens par jour. Deux mois et demi après, l'éruption disparaît. Rechute légère quelque temps après la cessation du traitement. Guérison complète avec quelques pastilles.

Ce malade, étant à terre, a très bien supporté la dose quotidienne de quatre pastilles ; en mer, il a eu de la céphalalgie, n'a pu prendre que trois pastilles par jour et a même été forcé parfois d'interrompre la médication.

Enfin, nous avons pu observer dans le service de M. le docteur Rondot, à l'hôpital Saint-André, deux malades atteints de psoriasis et chez lesquels l'administration quotidienne de deux et quelquefois trois pastilles Flourens a amené, au bout d'un temps relativement court, des modifications très heureuses des lésions cutanées.

CHAPITRE IV

traitement thyroïdien dans l'obésité.

L'action si efficace de la thyroïdine dans les différentes affections que nous venons de passer en revue s'exerce aussi sur la graisse accumulée dans l'organisme toutes les fois que, pour un motif ou pour un autre, il se produit ces troubles de la nutrition si bien étudiés par le professeur Bouchard. Nous avons réuni un certain nombre d'observations dans lesquelles le traitement thyroïdien a été institué contre l'obésité. A celles-ci nous en ajouterons quinze autres absolument personnelles.

Leichtenstein et *Wendelstad* ont soumis 25 obèses à la médication thyroïdienne. Chez 22, ils ont noté une diminution très appréciable de l'embonpoint. Le corps thyroïde était administré ou en nature ou en pastilles. L'amaigrissement, très rapide surtout au début du traitement, de 1 kilog. à 5 kilog. dans le courant de la première semaine, a été beaucoup plus lent ensuite. Il a varié entre 1^k^500 et 9^k^500 après plusieurs semaines.

Arnozan (in *Journal de Médecine de Bordeaux*, 2 décembre 1894). — Obèse, ayant diminué de 18 kilog. à la suite du traitement thyroïdien.

Voici maintenant ce qu'il nous a été donné d'observer personnellement. Les malades traités ont tous pris de nos pastilles, dont chacune renferme exactement 20 centigrammes de corps thyroïde frais et sain.

1° Femme de soixante-quatre ans, pesant 111 kilog. La diminution, après trois semaines de traitement à la dose de trois pastilles par jour, a été de 4 kilog. La médication, commencée le 12 août, fut suspendue pendant le mois de septembre. Durant toute la suspension, le poids resta stationnaire. En octobre, la malade reprend son traitement et le continue régulièrement jusqu'au 12 décembre. A ce moment-là, le poids est de 96 kilog. La diminution a donc été de 15 kilog. Jamais de malaise, pas le moindre phénomène d'intoxication. La malade, qui avant le traitement était incommodée par des sueurs très abondantes, a vu cesser cet inconvénient dès le début de la médication. La quantité de sueurs émise est maintenant normale. Le tour de taille a diminué de douze centimètres.

2° D..., cinquante-quatre ans, rentier, a commencé le traitement le 25 novembre; son poids était alors de 88 kilog. Le 23 décembre, soit après un mois de traitement à la dose de deux pastilles par jour, il avait diminué de $2^{k}500$ et ne pesait plus que $85^{k}500$. De plus, D..., qui depuis très longtemps fait chaque jour deux heures de billard et sue abondamment de la tête après cet exercice, a vu la sueur disparaître complètement sans être le moins du monde incommodé par ce changement.

3° L..., trente-quatre ans, négociant, commence le traitement le 13 septembre. La mensuration de son tour de ceinture donne $1^{m}22$. Son poids est de 113 kilog. L... prend trois pastilles par jour. Voici les modifications au 28 octobre : tour de ceinture $1^{m}16$, poids 106 kilog. Donc diminution de 7 kilog. en un mois et demi. Ici encore la transpiration, qui était exagérée, est devenue normale.

4° C..., baryton de grand opéra, diminue de 10 kilog. après deux mois de traitement à la dose de deux pastilles par jour.

5° E..., fort ténor d'opéra, du mois d'octobre au mois de janvier prend en moyenne cinq pastilles par jour; son poids diminue de 12 kilog.; la transpiration, qui était surabondante surtout la nuit, est devenue presque normale.

6° Fr..., jeune fille de dix-huit ans, maigrit de 26 kilog. du 16 juillet au 26 décembre. Poids avant le traitement, 104 kilog.; après, 78 kilog. La dose a été de quatre pastilles par jour, quelquefois cinq, rarement six; le tour de ceinture a diminué de vingt-six centimètres.

7° X..., soixante ans, a diminué de $6^{k}500$ dans un mois; dose quotidienne, trois pastilles.

8° Mme G..., cinquante-quatre ans, prend à partir du 16 juillet quatre pastilles par jour. Elle pèse $147^{k}500$. Au 26 octobre, l'amaigrissement était de 26 kilog.

9° X..., propriétaire, vingt-six ans. A pris du 8 novembre au 31 janvier de trois à quatre pastilles par jour. Son poids antérieur était de 95 kilog., il est maintenant de 79 kilog. Il y a donc ici une diminution de 16 kilog.

10° X..., quarante et un ans, négociant, 128 kilog. Prend trois pastilles par jour depuis le 16 octobre. Au bout de quarante-cinq jours de traitement, il a diminué de $15^{k}500$.

11° X..., marin, diminue de 6 kilog. en deux mois et demi. Il prend quatre pastilles chaque jour.

12° Jeune fille de vingt ans, $97^{k}500$. Commence le traitement le 19 novembre 1894. La diminution a été d'environ 500 grammes par semaine et l'amaigrissement total de 22 kilog. et demi. Les règles, absentes avant le traitement, ont paru deux mois après son début.

13° Jeune femme de vingt-six ans, rentière. Prend trois ou quatre pastilles par jour depuis janvier 1894. En décembre 1895 avait maigri de 35 kilog. Son appétit exagéré avant le traitement est devenu normal.

14° Mme X..., trente-sept ans, pèse 130 kilog. A essayé sans succès tous les traitements contre l'obésité. Prend deux pastilles par jour et, au bout de dix jours, constate une diminution de $2^{k}250$. Expectorait beaucoup avant d'essayer la médication thyroïdienne. Depuis, l'expectoration a complètement cessé. La continuation du traitement produit une diminution moyenne de 1 kilog. tous les dix jours.

15° Enfin nous terminerons par une observation due à l'obligeance de notre confrère et ami M. Martinaud, pharmacien à Monbahus (Lot-et-Garonne). Il s'agit d'un sujet obèse, âgé de soixante-cinq ans. Avant le traitement, son poids était de 287 livres. Après trois boîtes de pastilles, il est tombé à 271 livres, soit une diminution de 16 livres. Les doses ingérées quotidiennement ont été les suivantes : on a commencé par deux pastilles par jour; en augmentant graduellement jusqu'à quatre.

CONCLUSIONS

Des différentes observations que nous venons d'esquisser aussi rapidement qu'il était possible de le faire sans rien enlever de leur valeur, nous croyons pouvoir déduire les quelques réflexions que voici :

Les effets salutaires de la médication thyroïdienne sont incontestables dans le goitre, la maladie de Basedow, le myxœdème. Moins nets dans les affections cutanées, ils nous semblent cependant exister. Sans doute, quelques malades n'ont pas retiré de la médication thyroïdienne les résultats heureux qu'ils étaient en droit d'attendre d'elle. Mais, et le fait semble établi par les observations de Méneau que nous avons rapportées plus haut, si à la suite de la médication thyroïdienne restée inefficace on reprend les traitements ordinaires, restés eux aussi sans résultats, on les voit produire alors sinon la guérison complète, du moins une amélioration sensible. La thyroïdine n'aurait-elle pas dans ces cas agi en rendant plus accessible un terrain jusque-là réfractaire? Et n'y eût-il que ce résultat d'obtenu, il nous semble qu'il est déjà considérable,

Nous n'insisterons pas sur les effets du corps thyroïde dans l'obésité, les chiffres que nous avons cités étant les meilleurs arguments en faveur de la médication thyroïdienne dans cette infirmité. Certains auteurs ont prétendu que, dans cette dernière affection, l'amélioration, rapide au début du traitement, se ralentissait ensuite et allait en diminuant tant que le malade continuait à ingérer de la thyroïdine.

A ceux-là nous répondrons que les différents obèses que nous avons traités ont tous maigri d'une façon progressive et constante.

Nous croyons donc pouvoir affirmer l'efficacité incontestable de la médication thyroïdienne non seulement dans l'obésité, mais encore dans toutes les affections que nous avons signalées plus haut. Maintenant, sous quelle forme doit-on administrer la substance thyroïdienne? Doit-on faire ingérer la glande en nature ou doit-on extraire son principe actif qu'on injectera alors dans le tissu cellulaire sous-cutané, ou qu'on préparera en pastilles? Il nous semble, et nous nous basons pour cela sur la simple observation, il nous semble que seules les pastilles donnent les meilleurs résultats. Dans la plupart des observations que nous avons dépouillées, nous avons vu les injections sous-cutanées, l'ingestion de glandes demeurer inefficaces, alors que les pastilles produisaient des améliorations notables. Mais, indépendamment de ce point de vue, à coup sûr le plus important, il est d'autres considérations qui militent en faveur de ce dernier mode de traitement.

Il est souvent difficile, au moins dans les petites localités, de se procurer des glandes thyroïdes. De plus, l'ingestion des lobes glandulaires, facile peut-être quand ils sont cuits, devient assez pénible pour le malade qui doit les absorber crus.

Ces lobes ne sont pas toujours sains; très souvent ils sont remplis de kystes séreux. Avec les pastilles, cet inconvénient disparaît. Sans doute, elles ont bien une légère saveur caractéristique, mais cette saveur est si faible qu'elle n'incommode nullement. Tandis que l'ingestion de lobes crus ou cuits détermine le plus souvent des phénomènes de thyroïdisme, celle des pastilles ne les provoque que rarement. A cela, nous trouvons plusieurs raisons. Les lobes de glande thyroïde de mouton ne sont pas tous identiques comme volume et par suite comme activité. Nos seules pesées nous ont accusé des variations allant de 35 centigrammes à 7gr50. On conçoit aisément que le malade qui ingérera un lobe de 35 centigrammes absorbera forcément beaucoup moins de thyroïdine que s'il avait ingéré un lobe pesant 3 ou 4 grammes. De plus, mais nous ne pouvons l'affirmer avec assurance, nos connaissances là-dessus étant insuffisantes, la puissance de la glande thyroïdienne semble varier avec les époques. Suivant donc le moment où le malade sera soumis à la médication, le principe actif ayant plus ou moins d'activité, les effets seront eux aussi variables. Il sera alors impossible de mesurer exactement la quantité de thyroïdine prise chaque jour. Les pastilles présentent cet immense avantage qu'avec elles on dose exactement la quantité de médicament absorbée, chacune renfermant 20 centigrammes de thyroïdine. Si, par conséquent, le malade présentait les moindres phénomènes d'intoxication, il serait facile de les enrayer en diminuant la dose et en n'administrant qu'une moitié ou un quart de pastille. Et encore ces phénomènes toxiques ne se manifestent-ils que rarement, car la puissance de nos pastilles est rigoureusement connue et n'est autre que la puissance moyenne d'un grand nombre de glandes thyroïdes broyées ensemble. Enfin, le malade accepte plus volontiers les pastilles que les injections, qui non seulement sont un peu douloureuses, mais encore ne peuvent être faites par le premier venu.

La seule objection qu'on puisse adresser à ces pastilles est facilement réfutable. Les préparations pharmaceutiques de corps thyroïde perdraient leur puissance en vieillissant, d'après l'avis de quelques auteurs. Eh bien! nous avons constaté chez plusieurs de nos malades soumis au traitement avec des pastilles préparées depuis longtemps, les mêmes effets salutaires que nous avons observés chez ceux qui prenaient des pastilles de préparation récente. Quant à l'accumulation dans l'organisme du principe actif, qui serait la source de phénomènes toxiques, nous ne croyons pas qu'elle se produise. Nous avons, en effet, quatre malades âgés de quatre ans, de quatorze ans, de vingt et vingt-six ans, soumis depuis treize, seize mois et deux ans au traitement thyroïdien sans aucune interruption. Or, aucun d'eux n'a jamais présenté le moindre trouble. Il est vrai de dire que, constamment préoccupé du dosage minutieux du médicament, nous avons créé de toutes pièces à Bordeaux un laboratoire spécial, installé d'après les données les plus récentes de la science et de la mécanique, avec tous les instruments nécessaires au contrôle le plus rigoureux. De plus, afin de répondre au désir de certaines personnes pour lesquelles les pastilles sont trop fortes, nous avons fait des pilules composées exactement comme nos pastilles, mais ne renfermant que 5 centigrammes de corps thyroïde frais. Leur petit volume rend leur ingestion agréable, et la faible quantité de thyroïdine qu'elles renferment permet par conséquent de donner des doses fractionnées avec beaucoup de facilité.

Nous pouvons donc nous permettre, comme conclusion, d'affirmer que la préparation de choix dans la médication thyroïdienne est la pastille renfermant une dose rigoureusement évaluée de thyroïdine, et que c'est à elle seule que l'on doit avoir recours si l'on est soucieux d'obtenir de bons résultats.

BIBLIOTHÈQUE NATIONALE R.F. IMPRIMÉS.

PL. I.

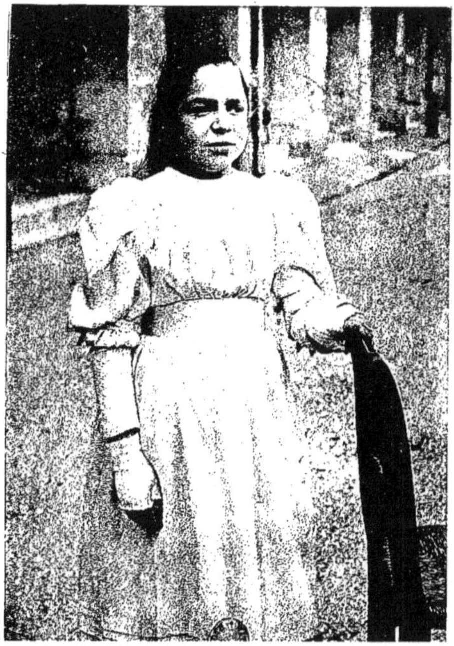

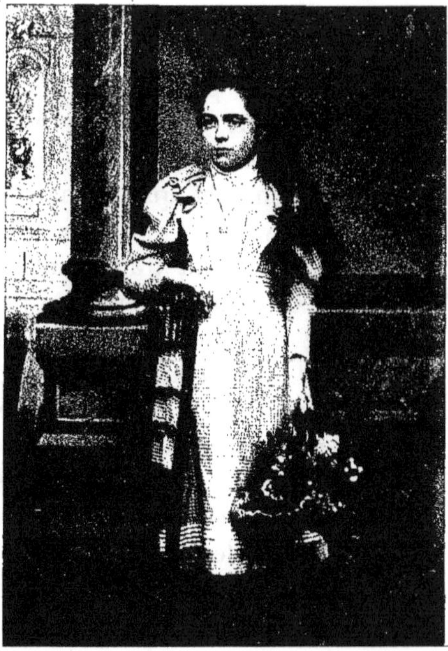

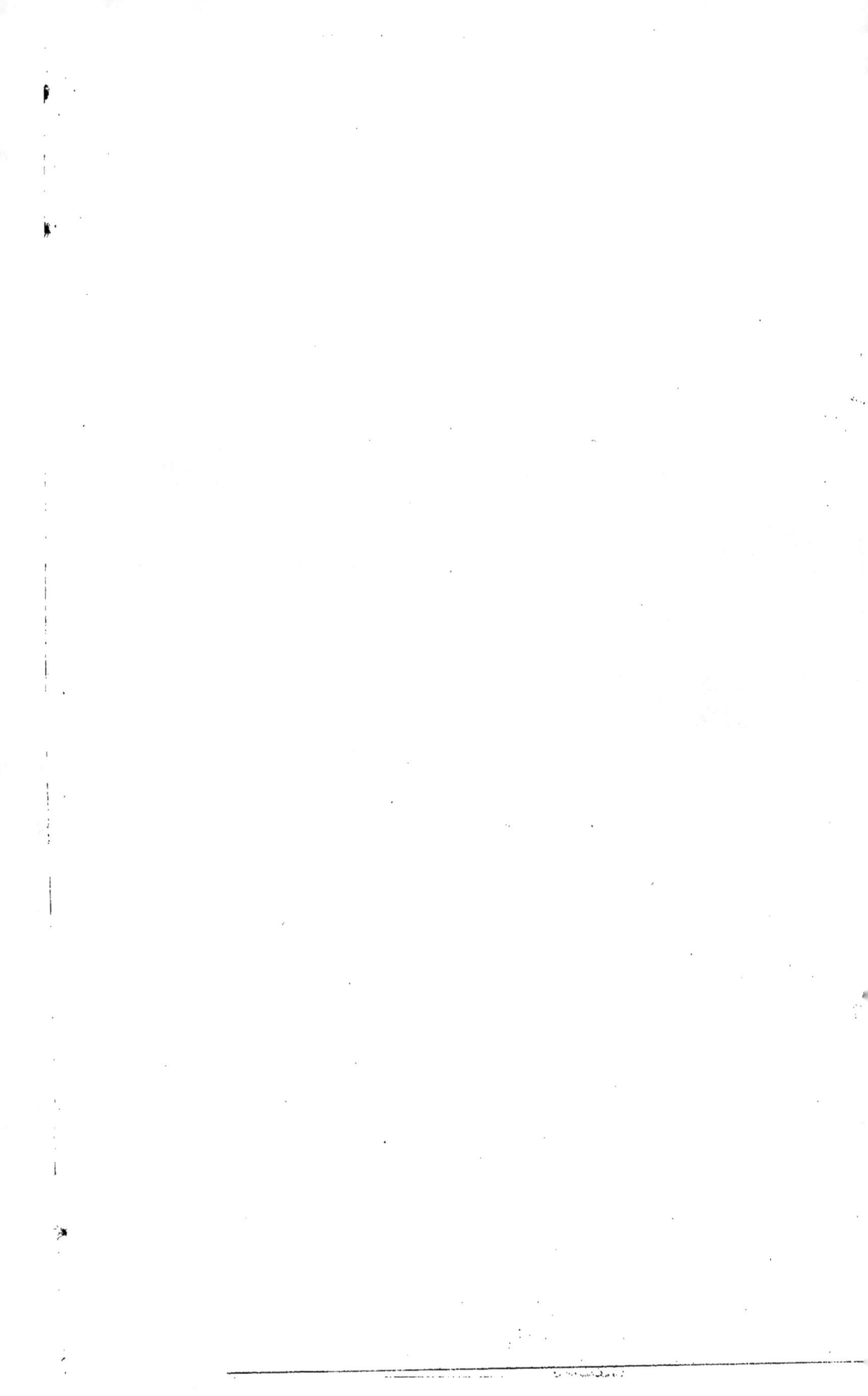

PL. II.

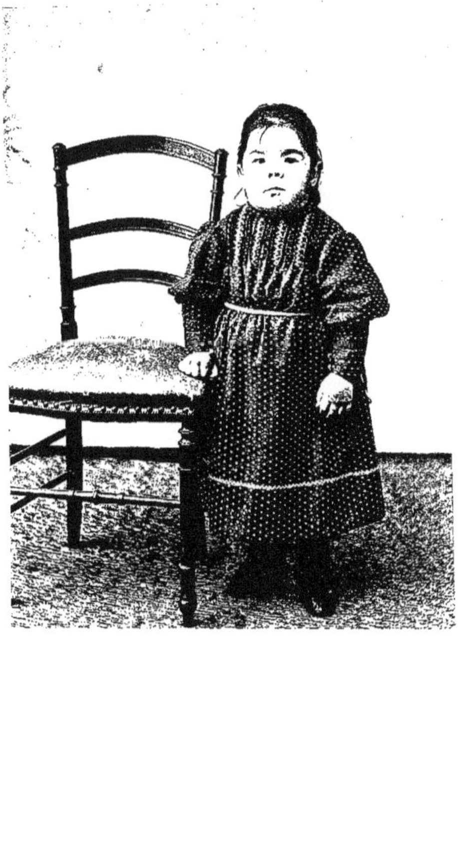

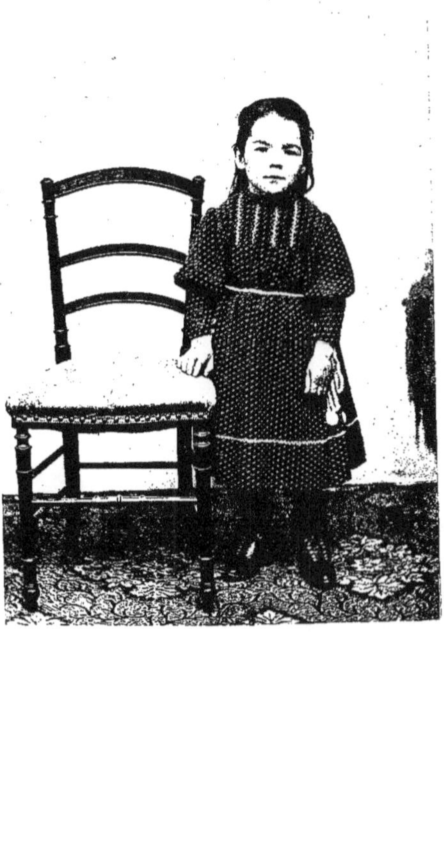

PL. III.

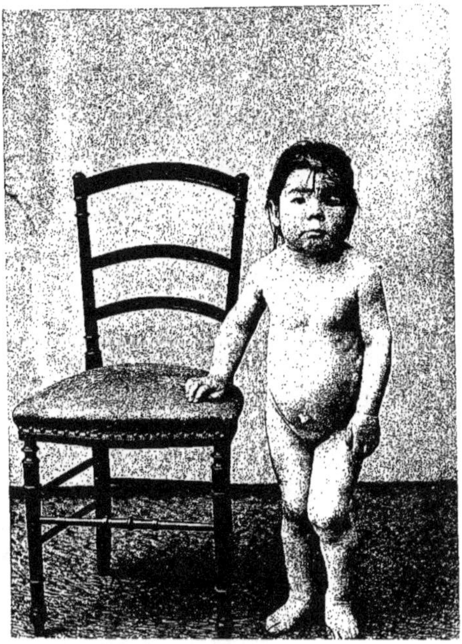

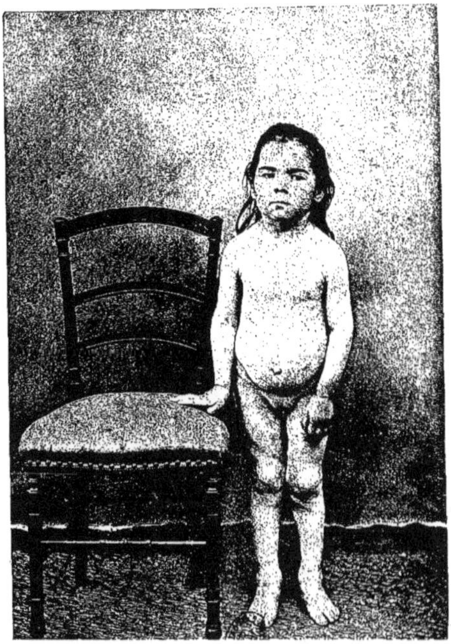

PL. IV.

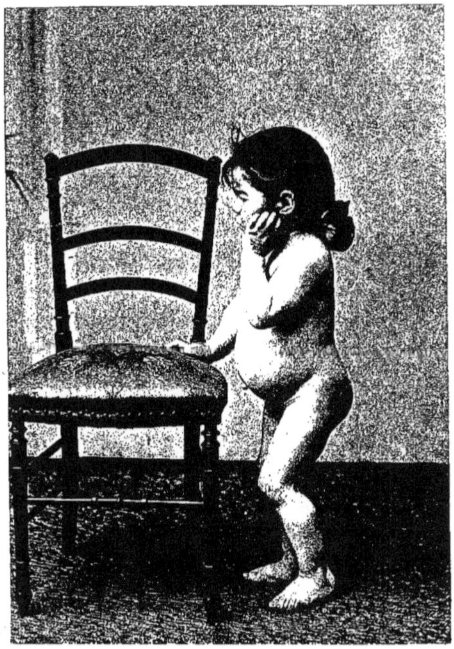

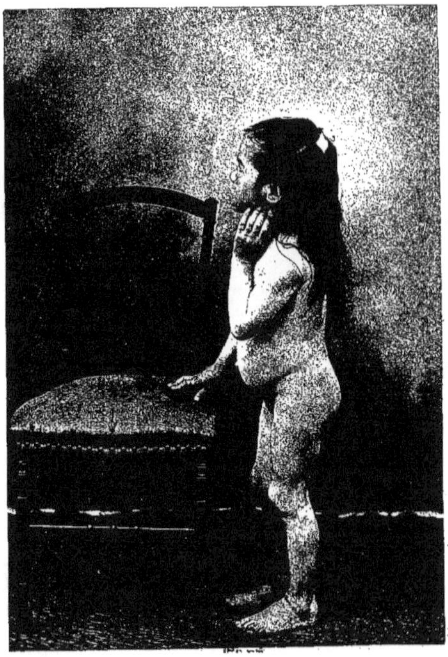

PL. V.

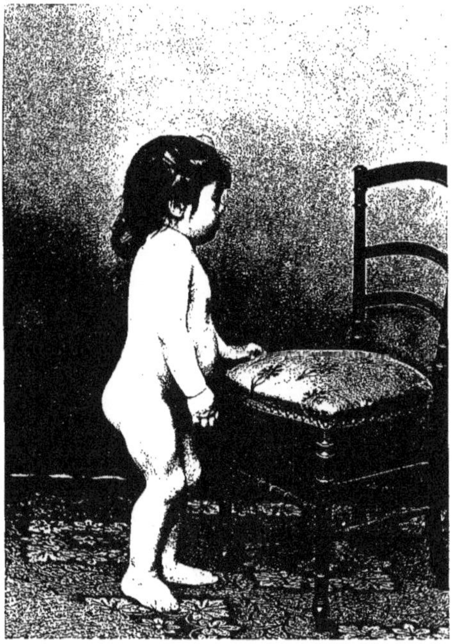

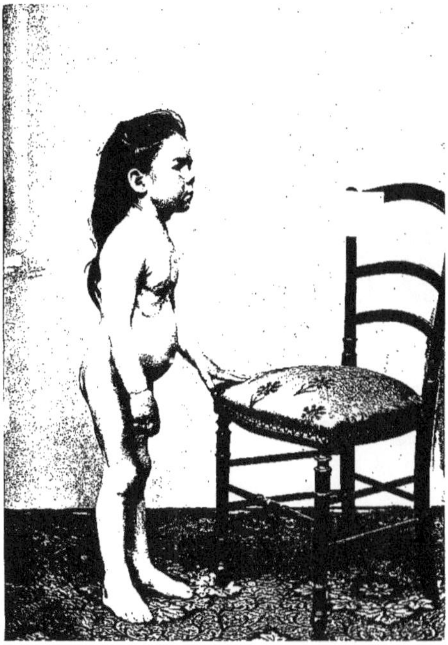

PL. VI.

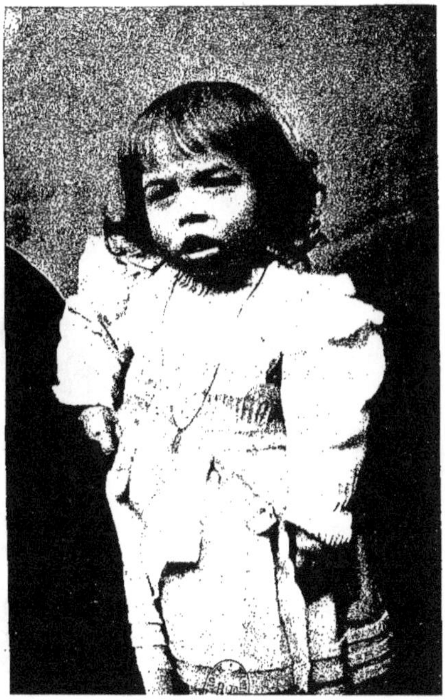

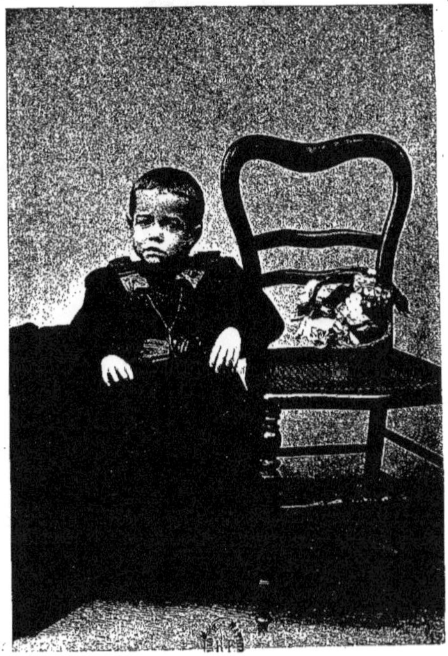

www.ingramcontent.com/pod-product-compliance
Lightning Source LLC
Chambersburg PA
CBHW071412200326
41520CB00014B/3401
9782013738446